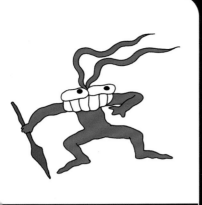

细菌小坏
（细菌）

藏在货船上的坏人

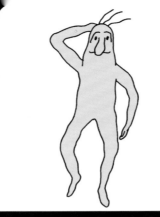

胃蛋白酶原先生
（胃蛋白酶原）

老实的大叔

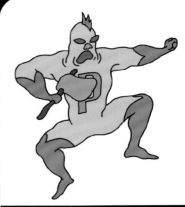

胃蛋白酶先生
（胃蛋白酶）

胃蛋白酶原先生
变身为正义的一方

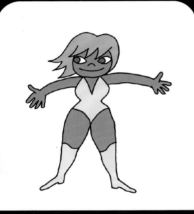

碱姑娘
（碱性黏液）

活泼可爱，守卫城墙

身体岛
人物介绍

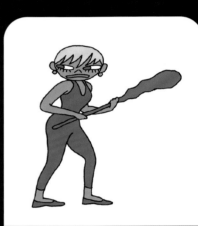

幽门螺旋杆菌姑娘
（幽门螺旋杆菌）

脾气暴躁的神秘姑娘

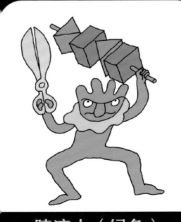

胰液人（绿色）
（胰液）

用剪刀剪断蛋白质串儿

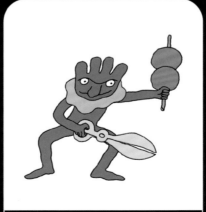

胰液人（紫色）
（胰液）

用剪刀剪断淀粉丸子

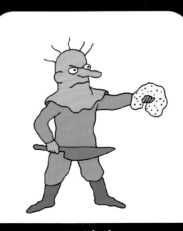

胆汁人
（胆汁）

看我的，脂肪果冻切得粉碎！

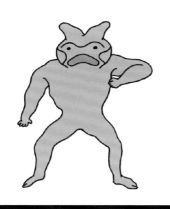

太田胃散人

胃药

支援胃蛋白酶先生

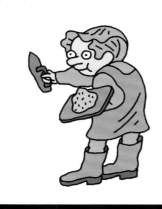

卷心菜人

胃药

修复城墙的高手

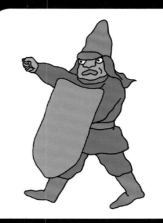

乳酶生战士

乳酸菌等

从岛外来的临时战士

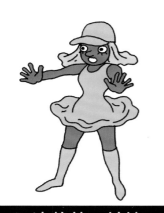

法莫替丁姑娘

胃药

伸手挡人最拿手

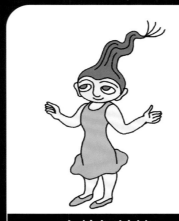

小苏打姑娘

胃药

擅长温柔地劝解

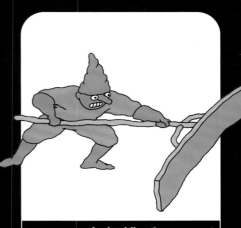

大便推手

直肠的随意肌

负责收集垃圾

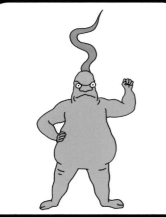

细菌工人（橙色）

肠内细菌

好工人

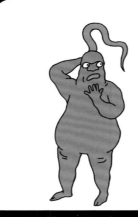

细菌工人（红色）

肠内细菌

看风使舵的工人

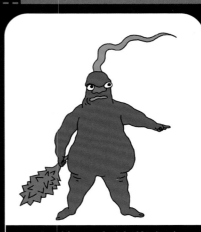

细菌工人（紫色）

肠内细菌

坏工人

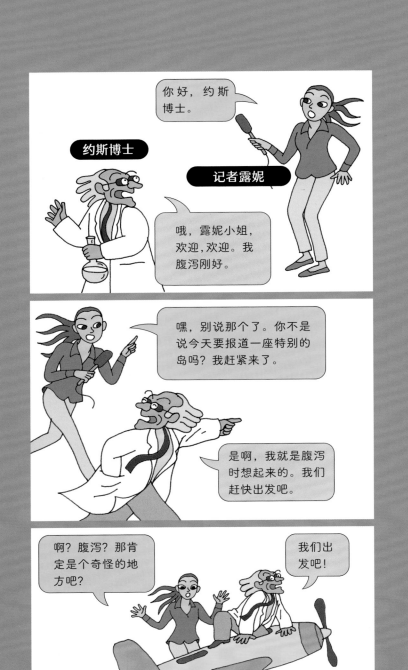

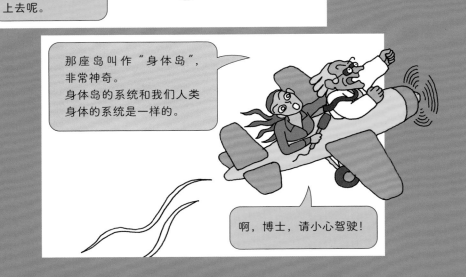

接力出版社
Publishing House

好奇心 科普图画书

身体岛大冒险

肚子水上运输队

SHENTI DAO DA MAOXIAN
DUZI SHUISHANG YUNSHUDUI

[日] 木村裕一 [日] 川田秀文 著 [日] 中地智 绘
田秀娟 译 [日] 佐藤孝雄 审订

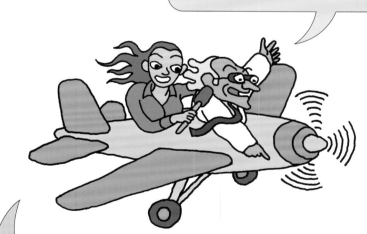

啊，终于看到了。就是那座岛，露妮小姐。

这里就是身体岛吗，约斯博士？

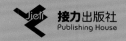

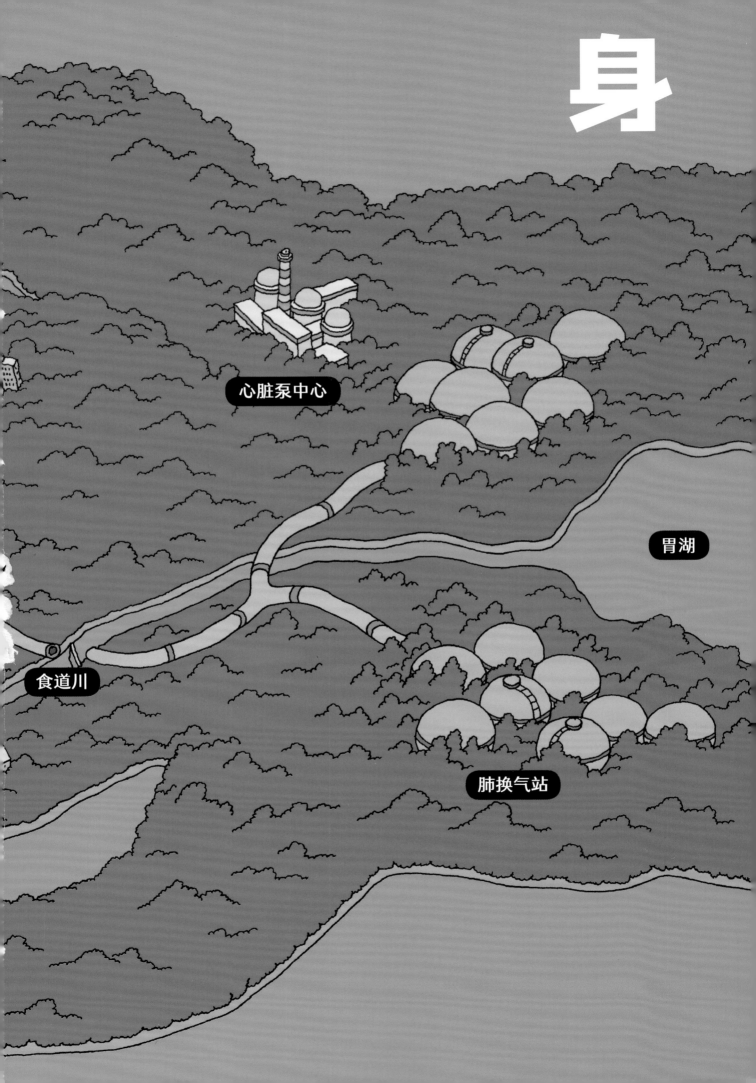

这里是"身体岛"。
虽然这是一座小小的岛屿，但各种必要机构一应俱全。
住在岛上的人们，每个人都各司其职。

运到港口的货物，通过运河，运往岛的各个地方。
我们来看看吧。

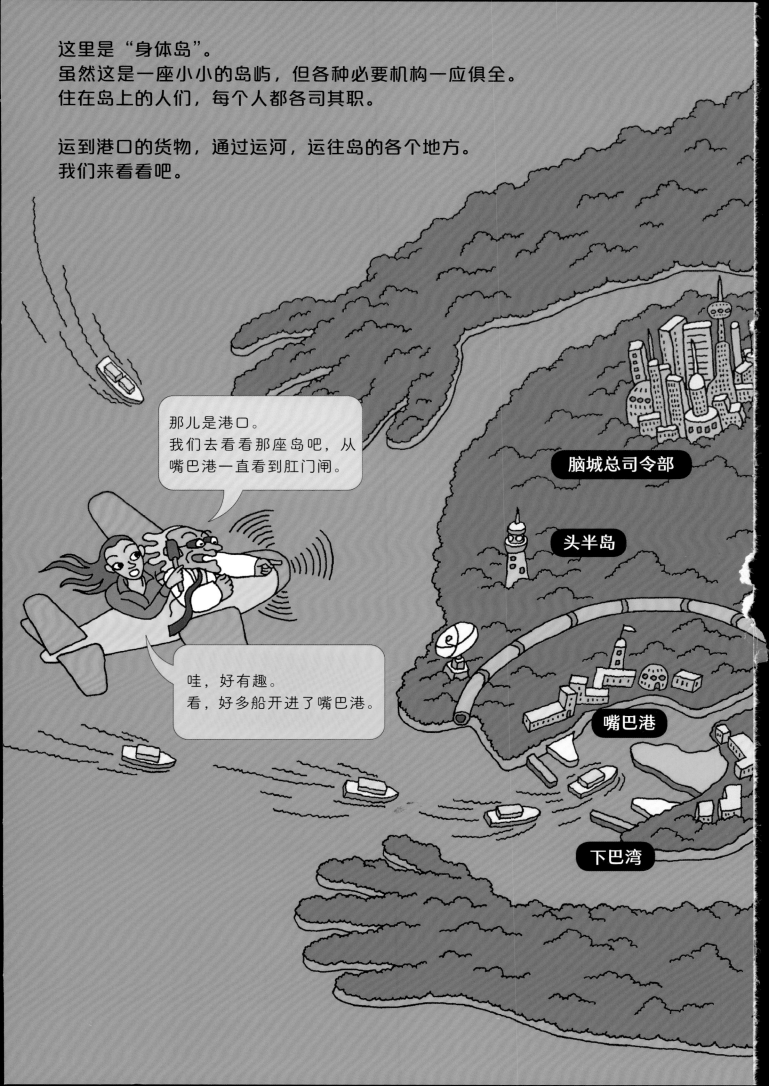

人的身体内部，就像一座岛屿。
我们来探索一下吧。

身

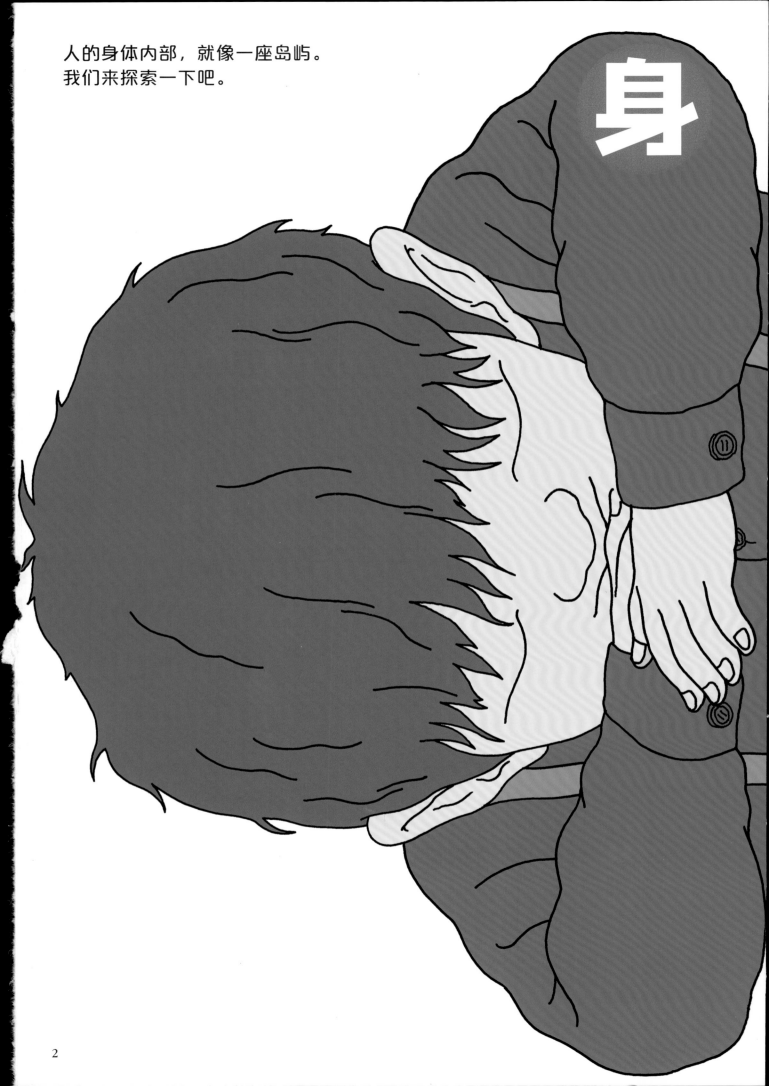

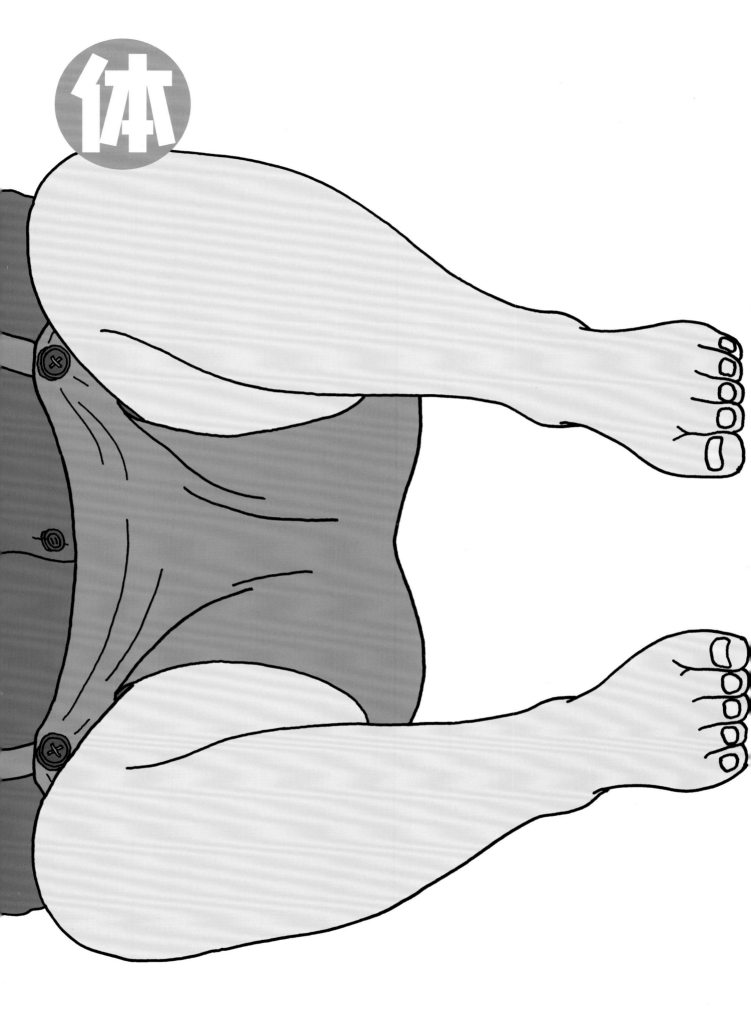

体

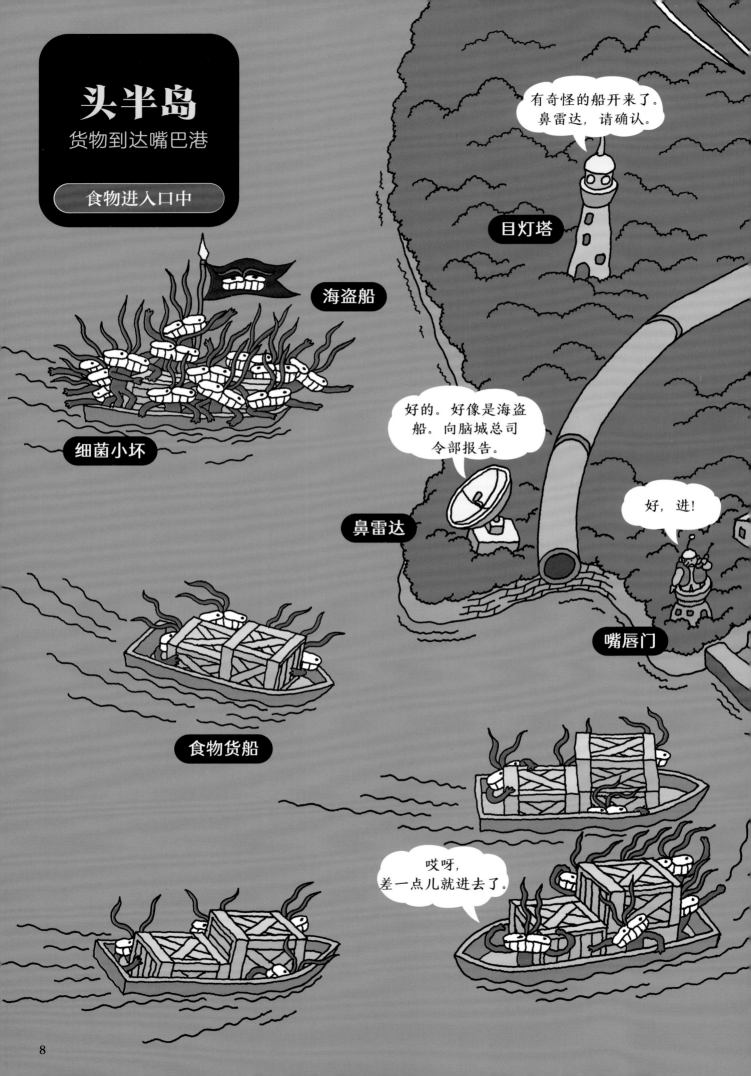

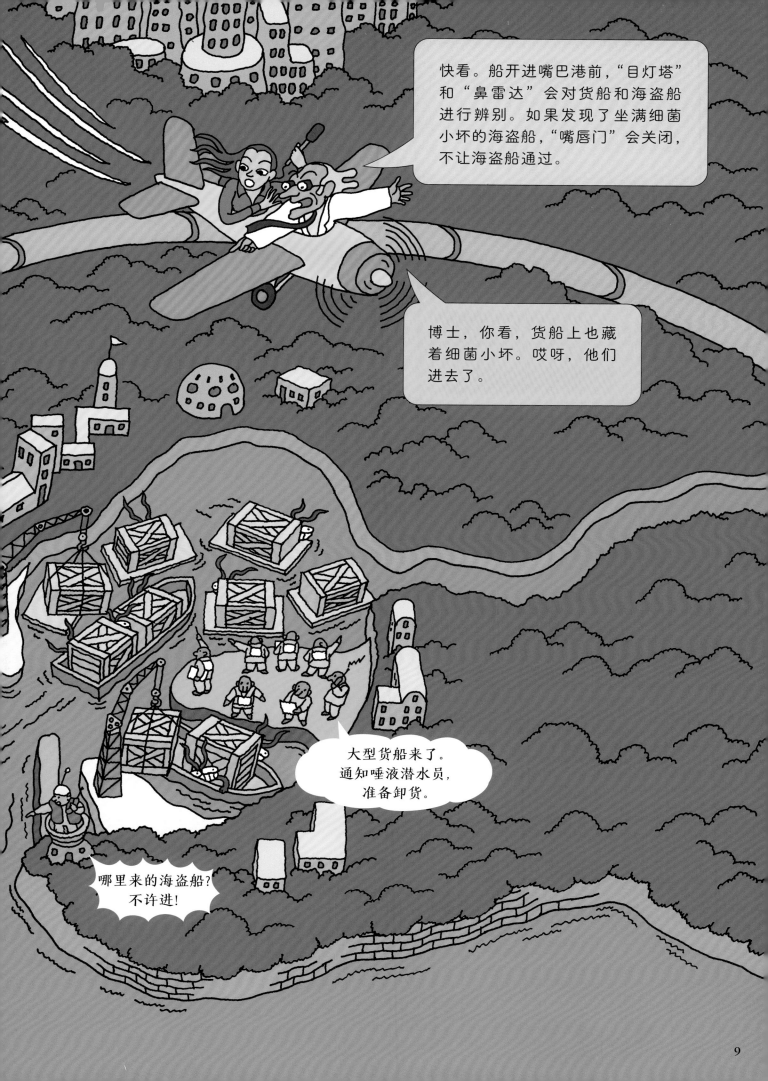

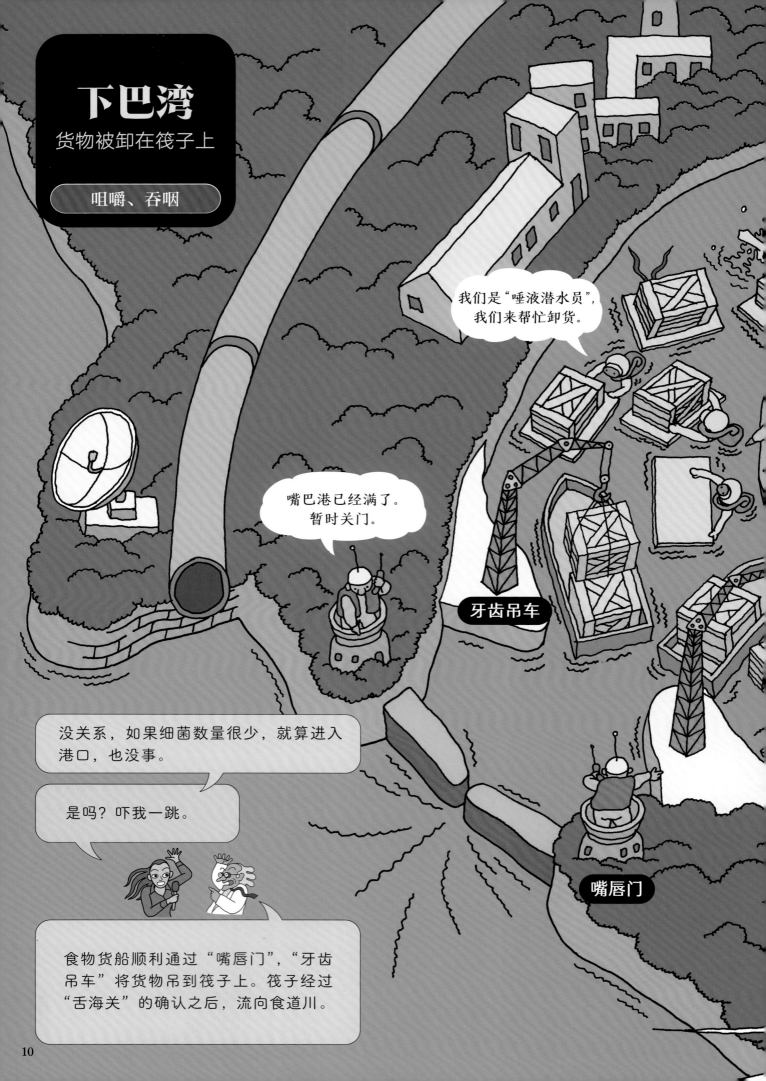

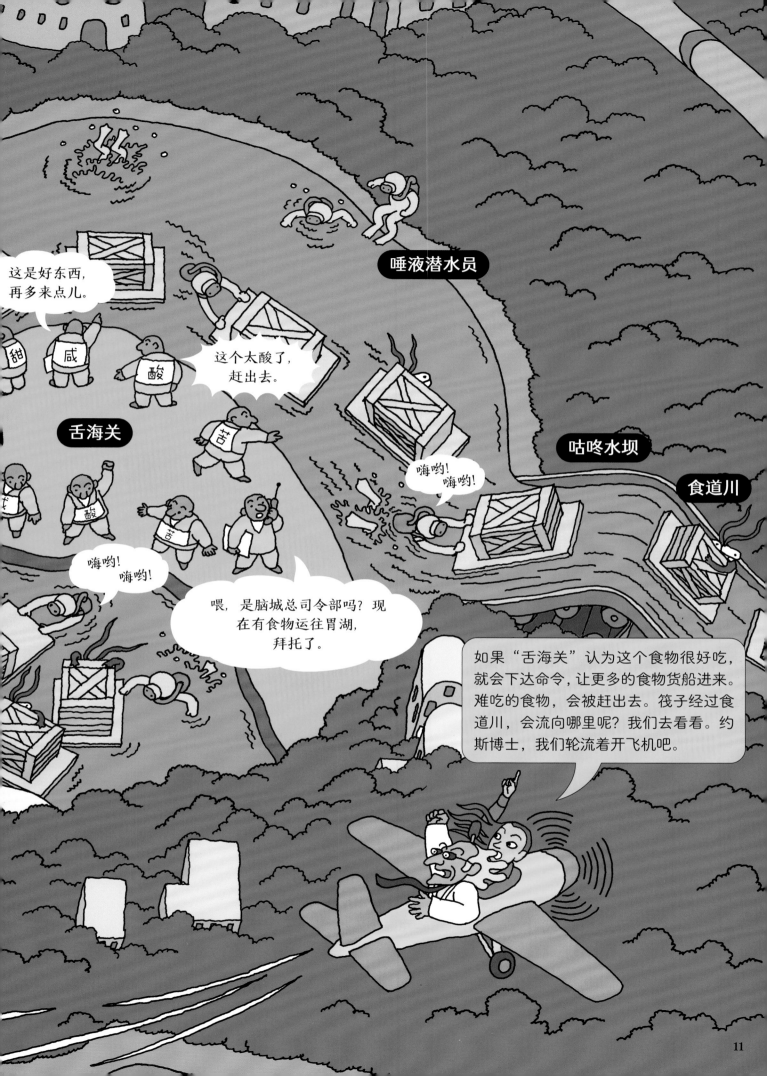

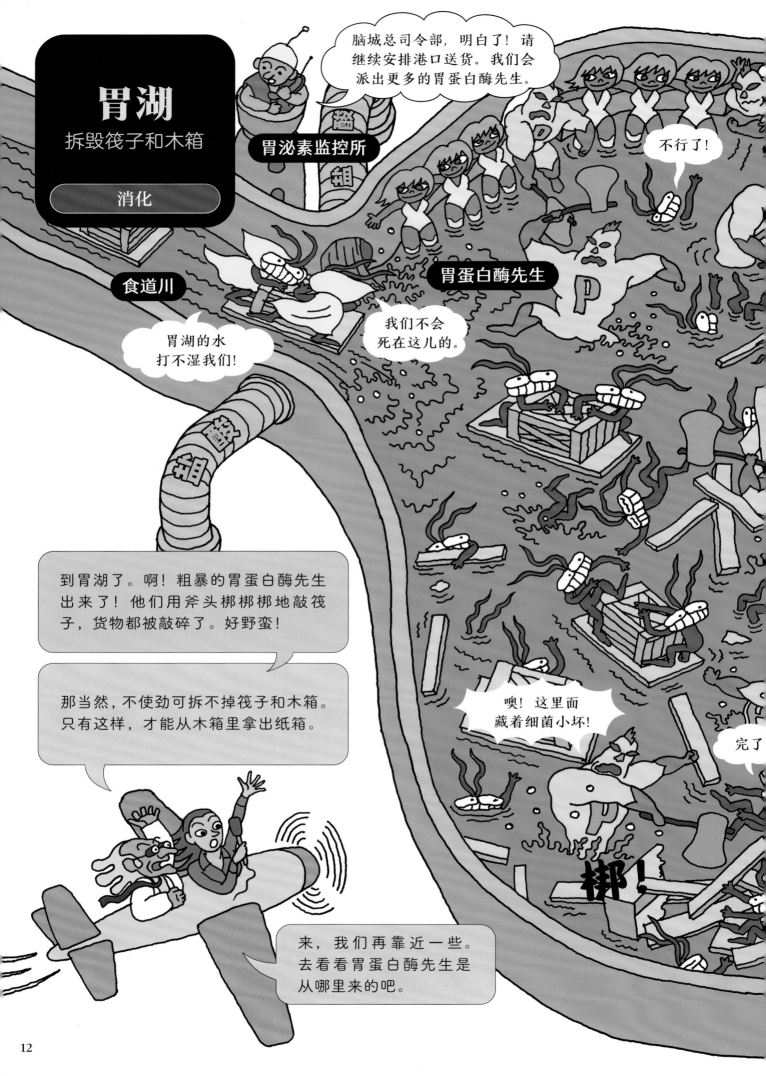

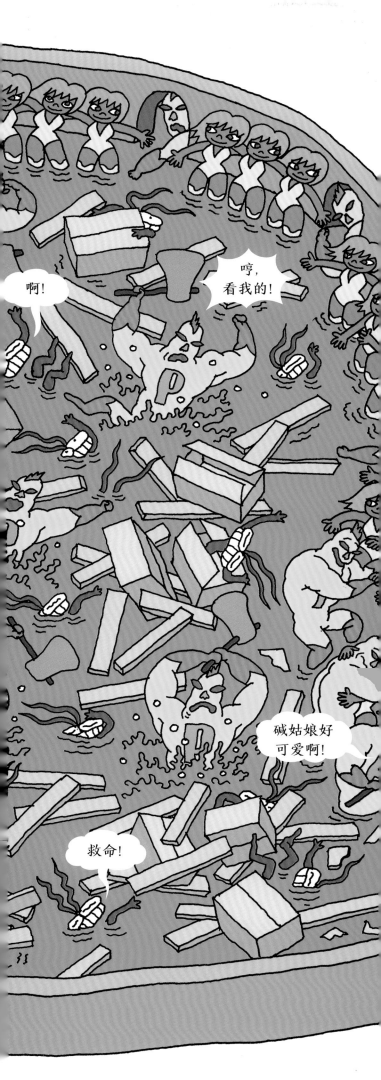

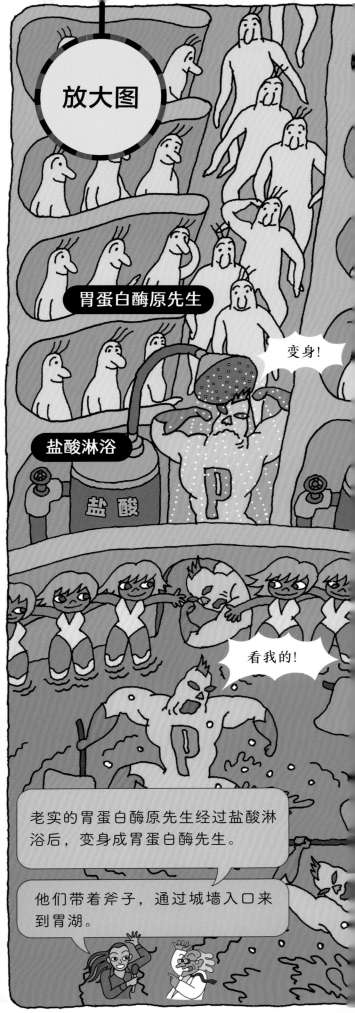

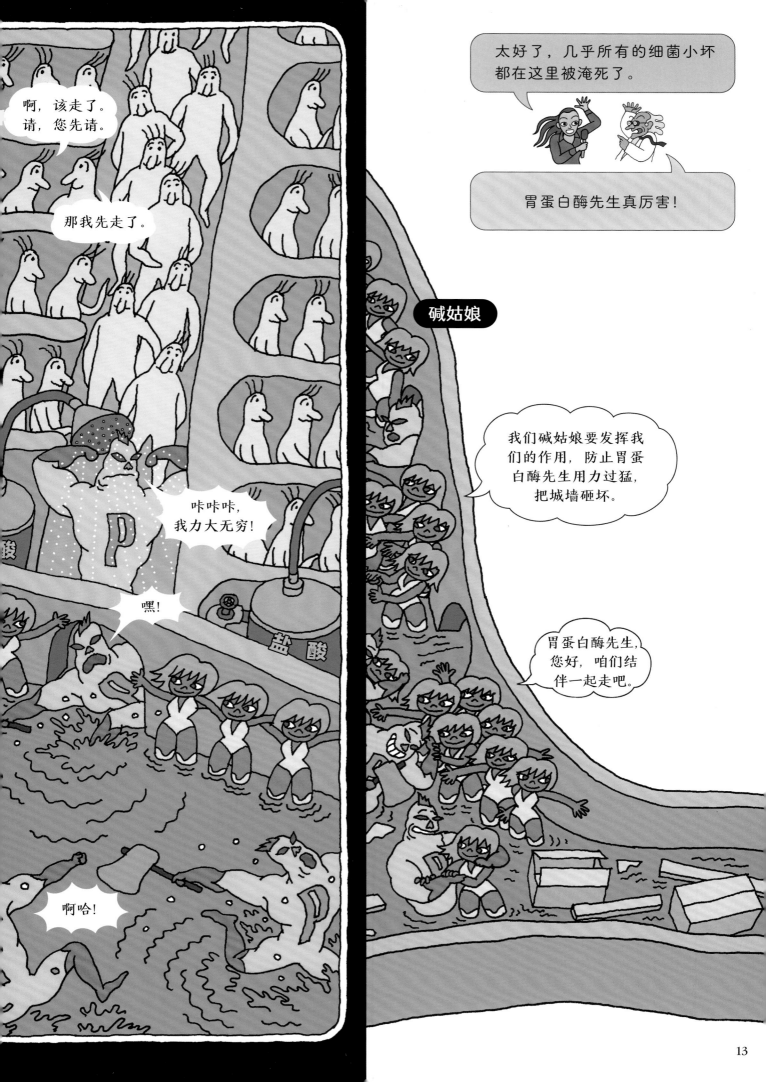

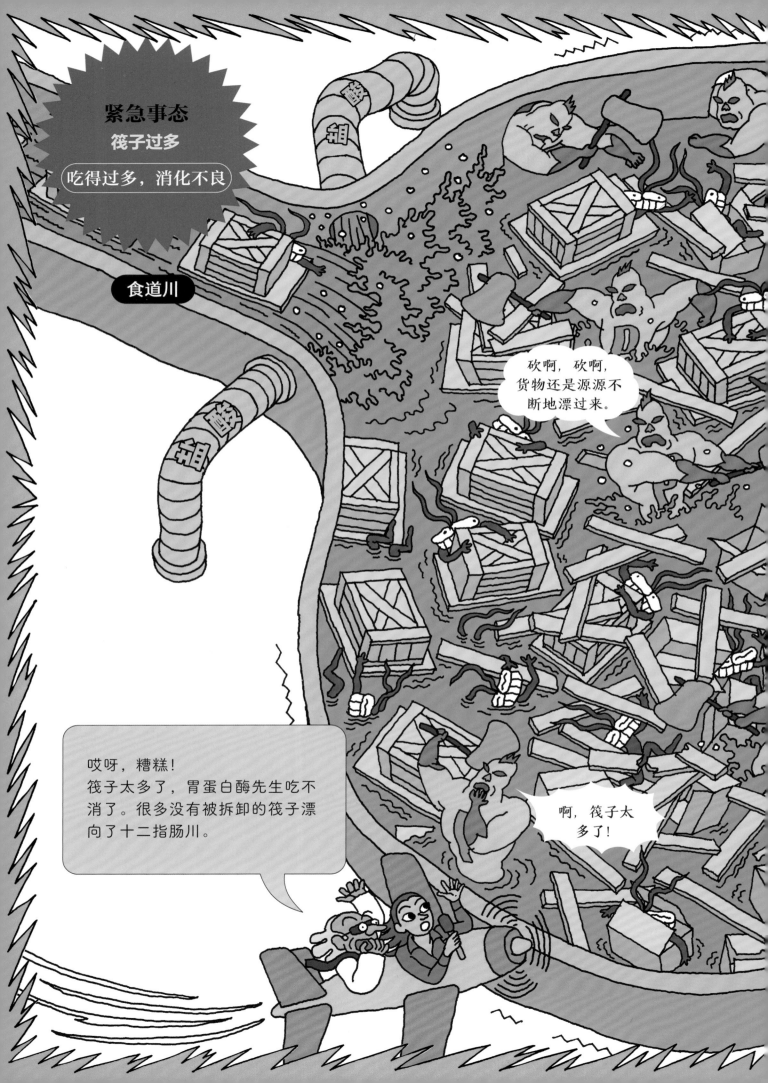

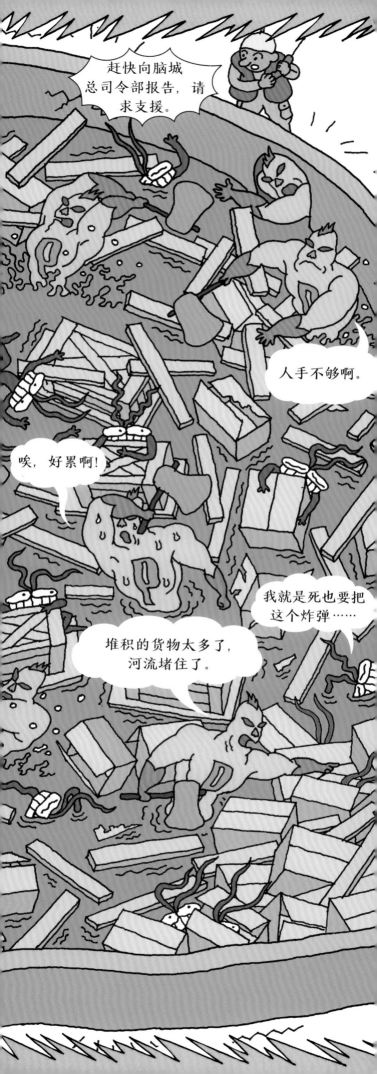

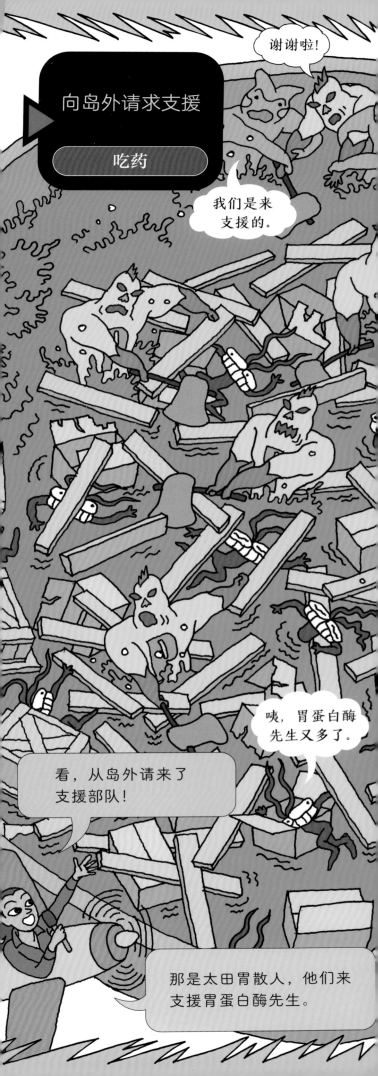

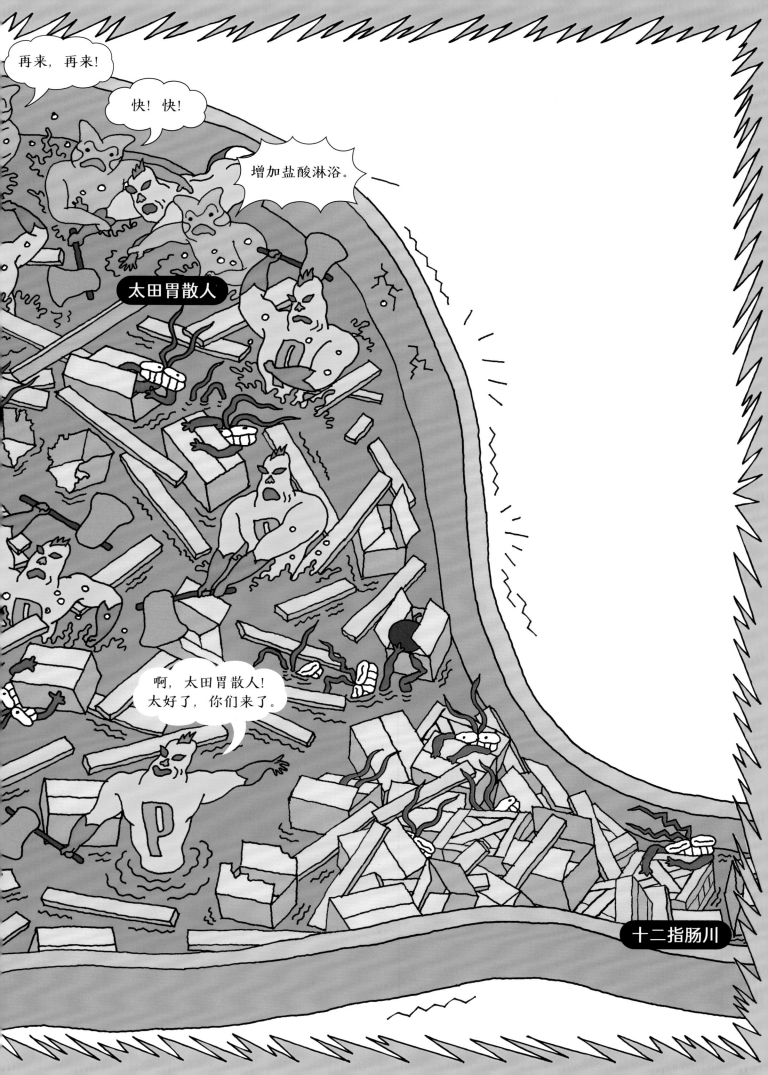

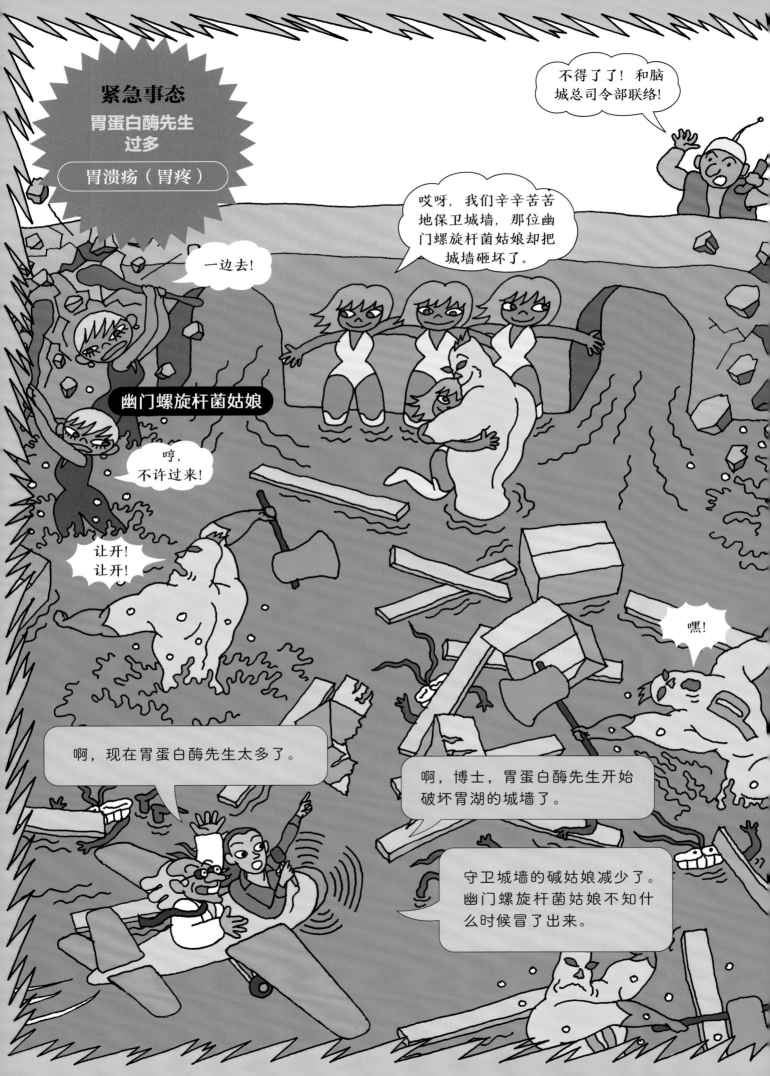

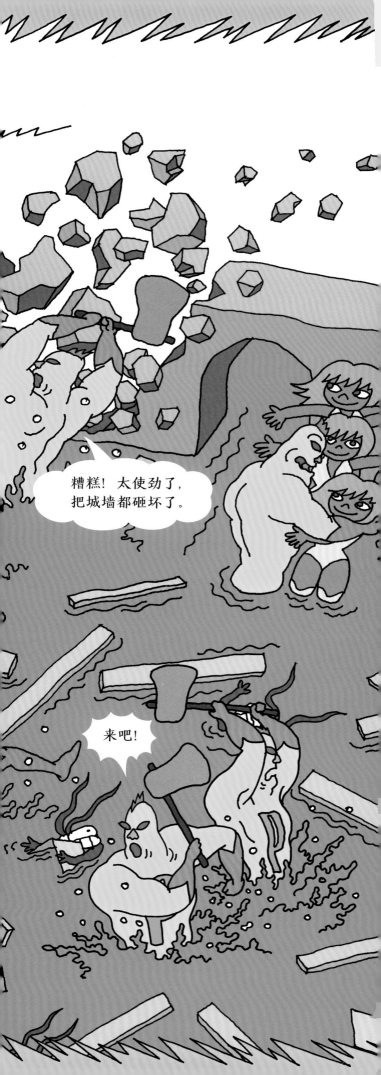

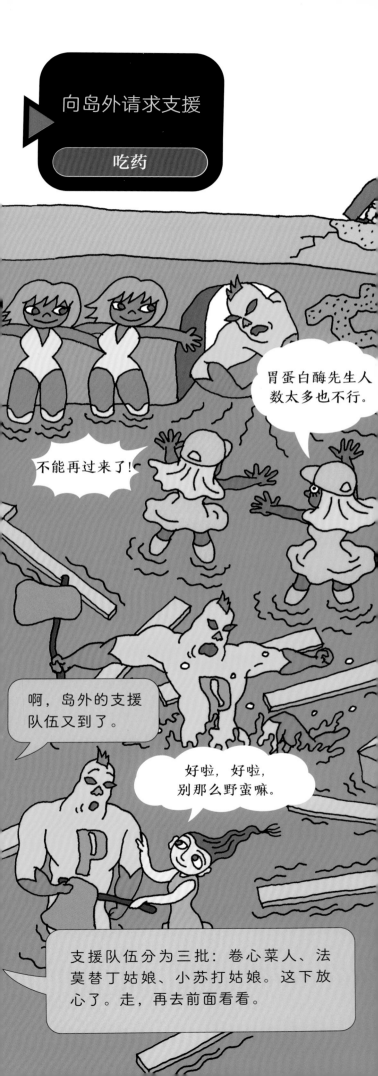

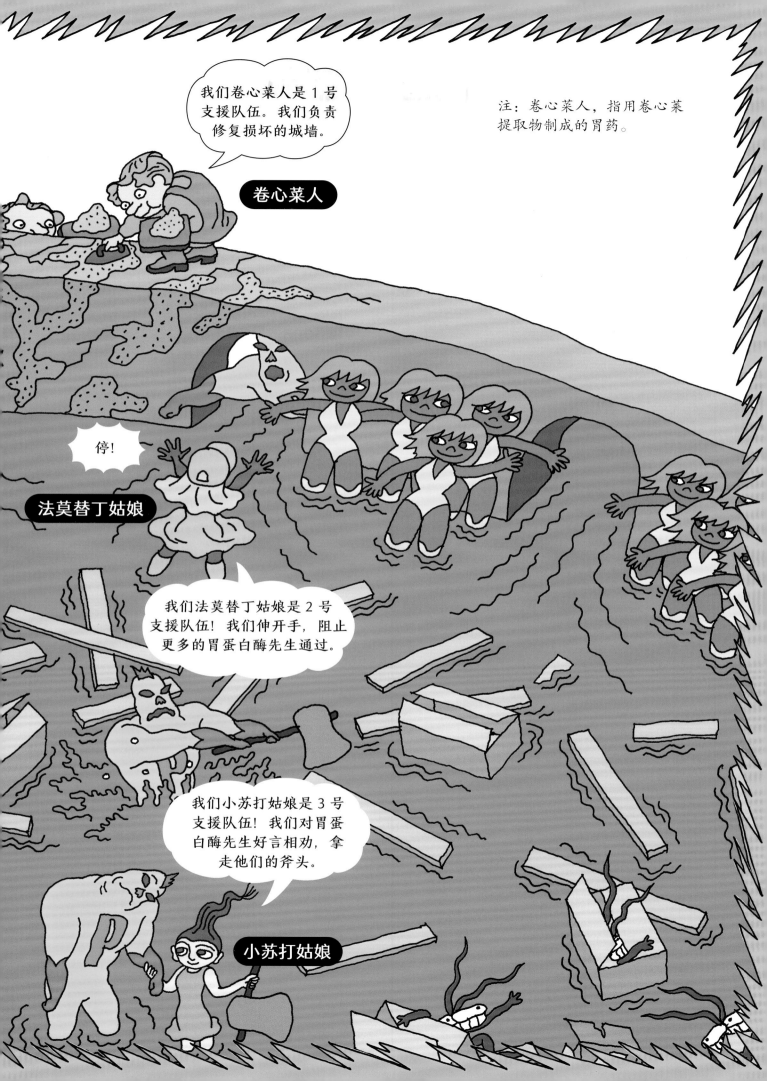

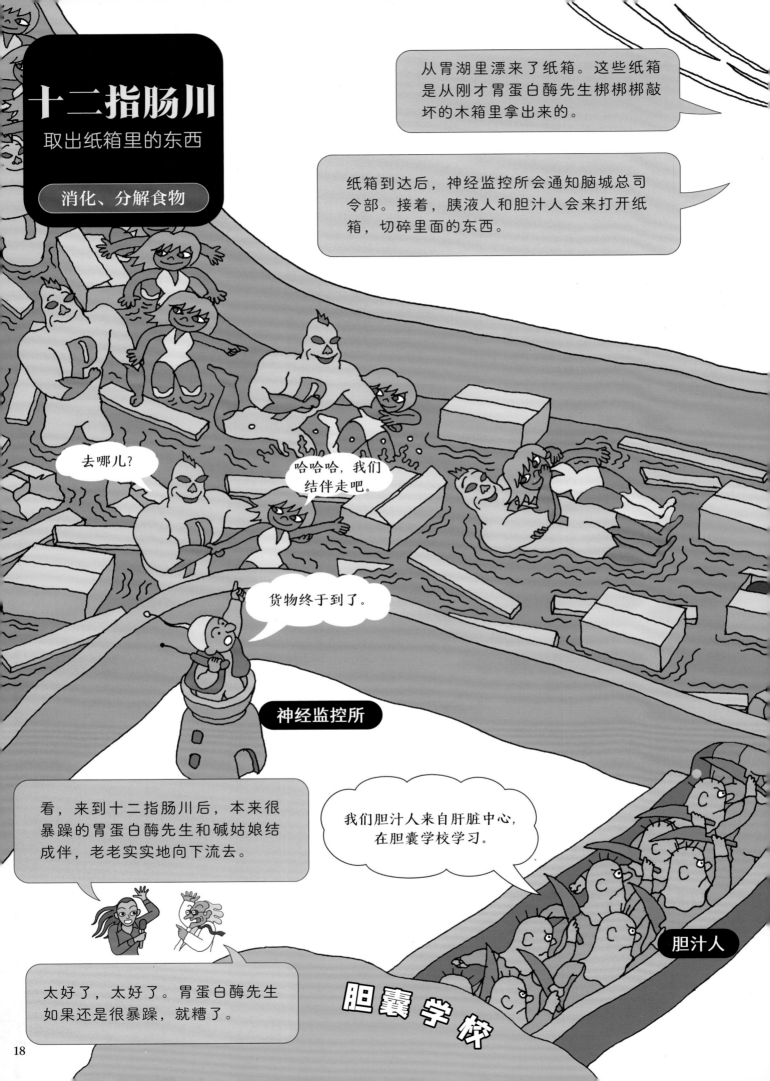

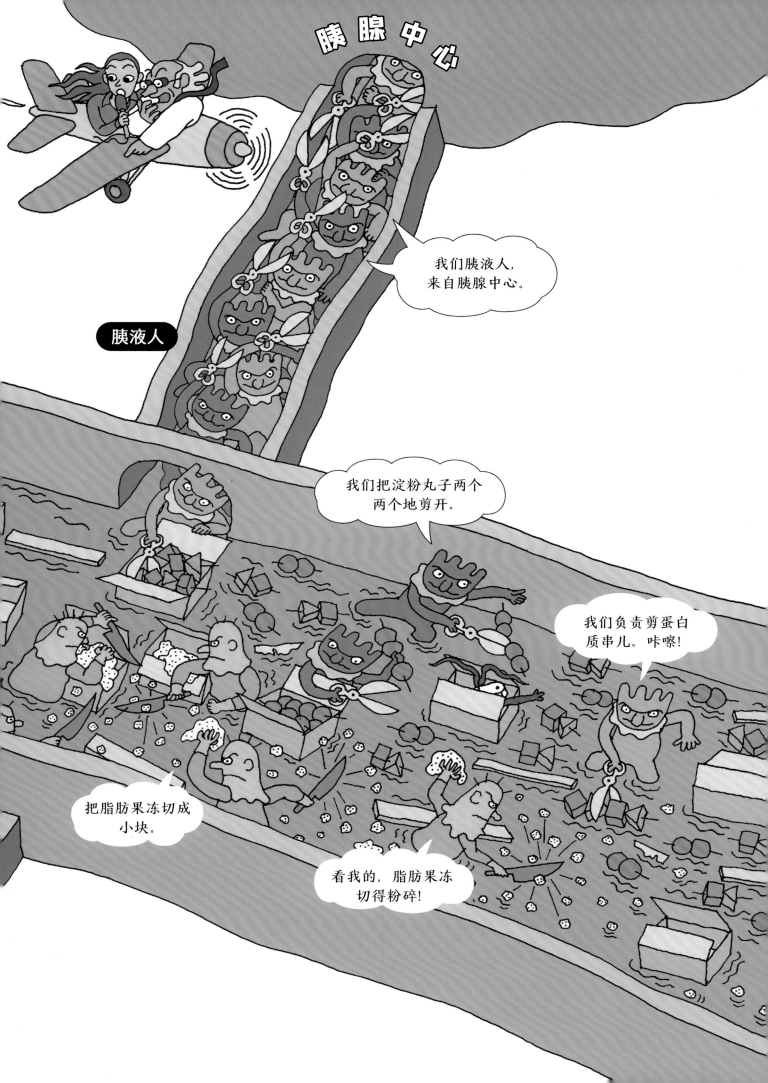

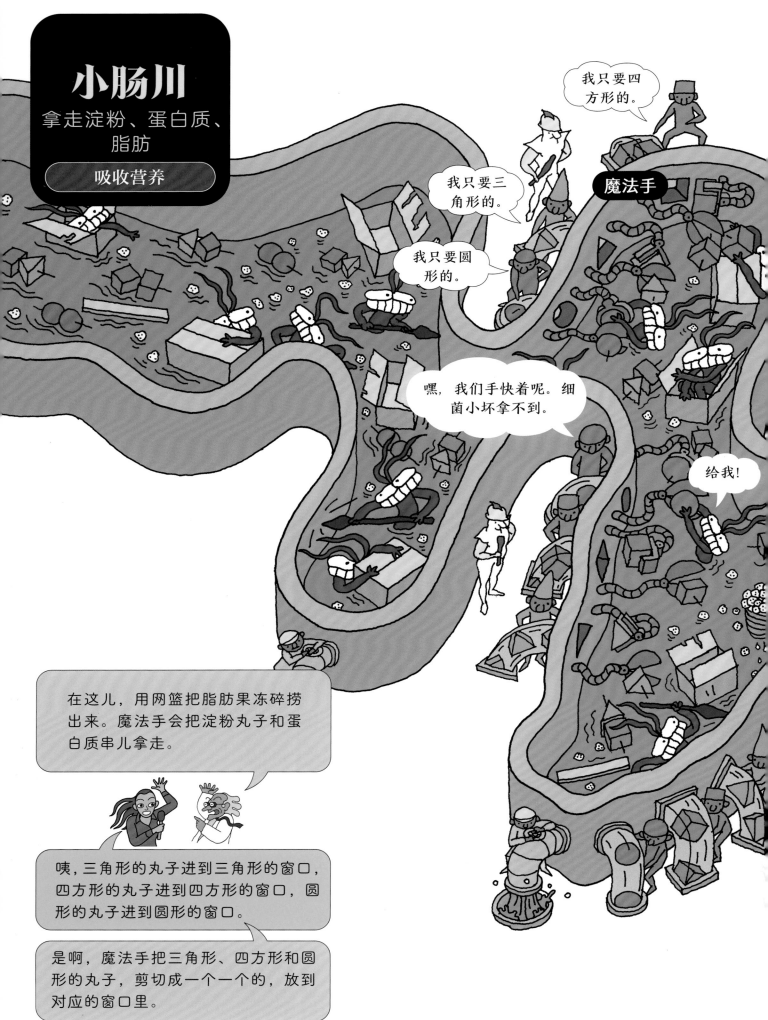

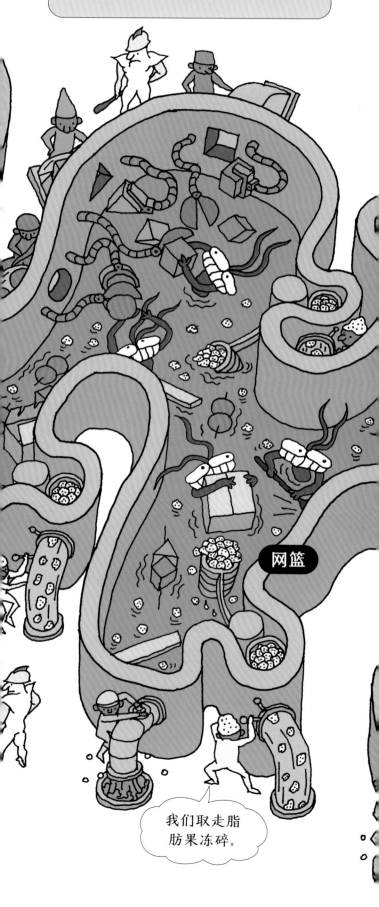

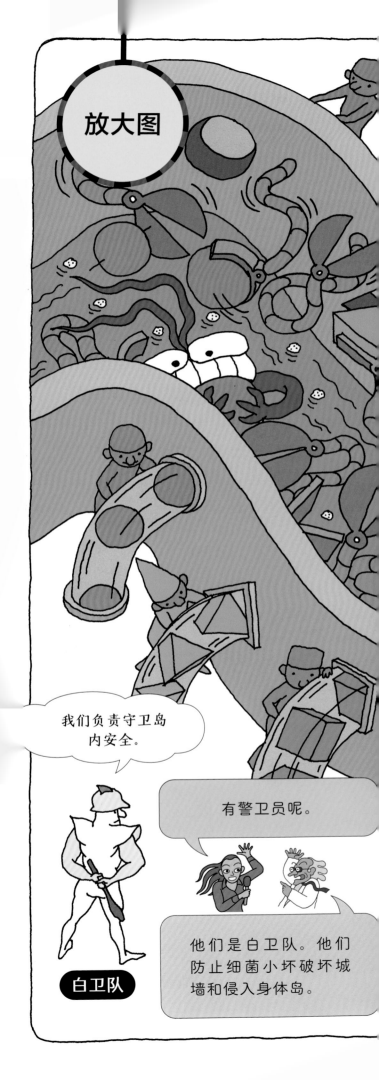

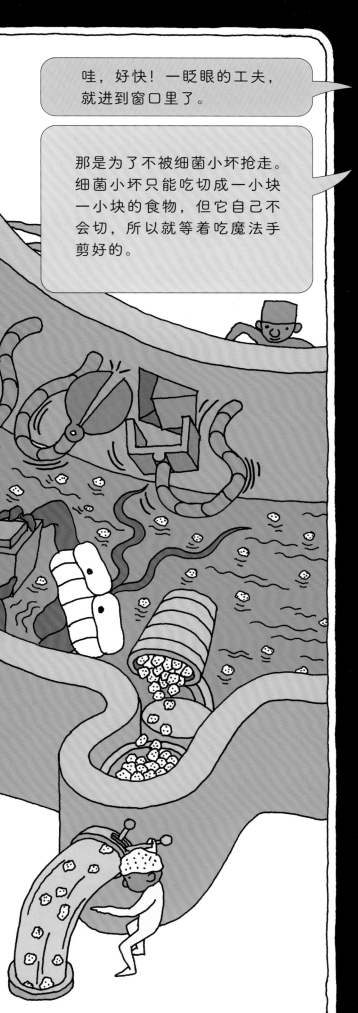

哇，好快！一眨眼的工夫，就进到窗口里了。

那是为了不被细菌小坏抢走。细菌小坏只能吃切成一小块一小块的食物，但它自己不会切，所以就等着吃魔法手剪好的。

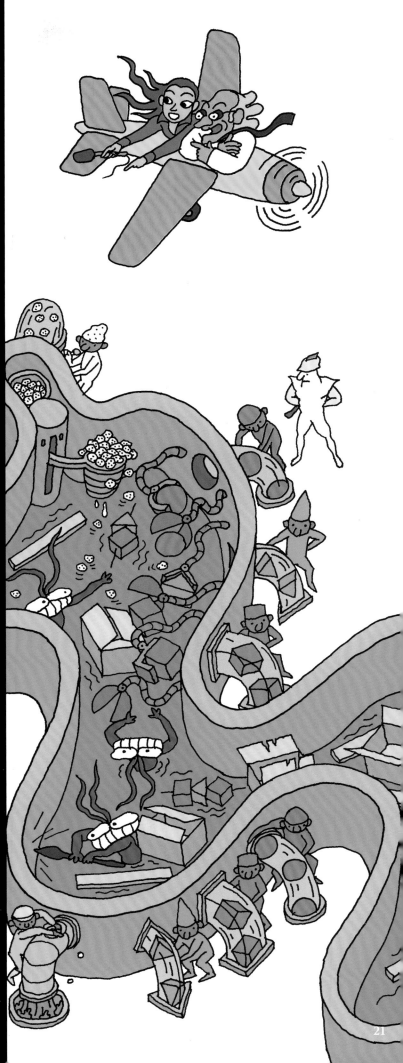

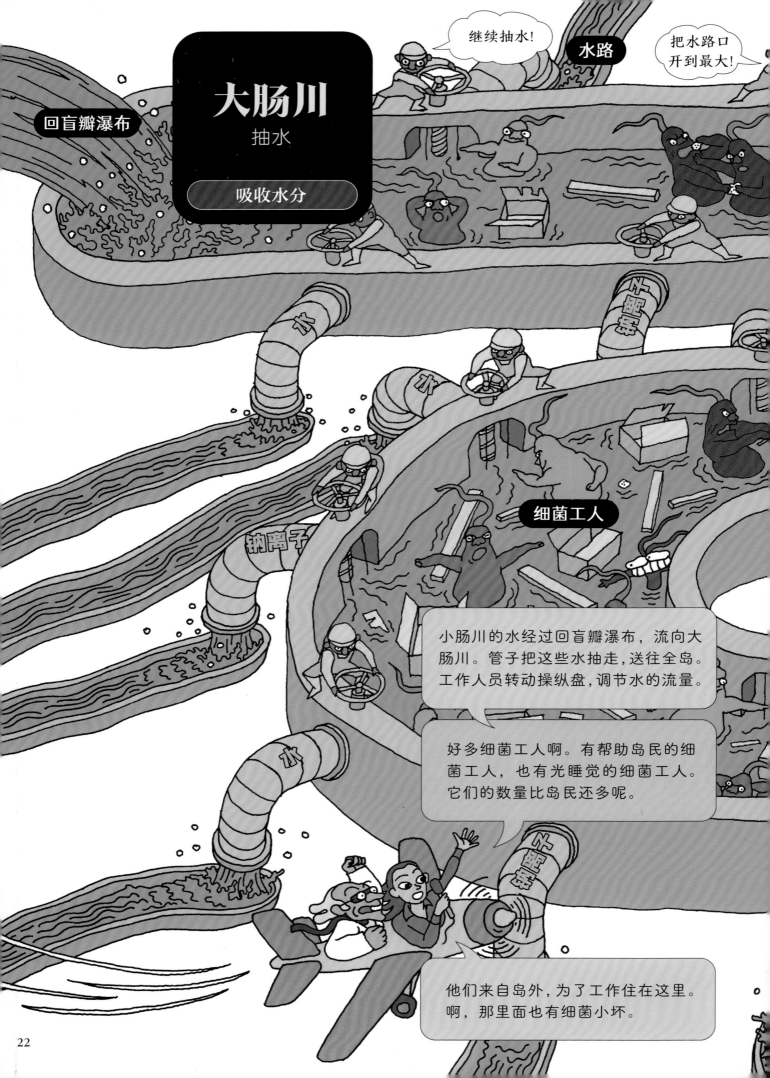

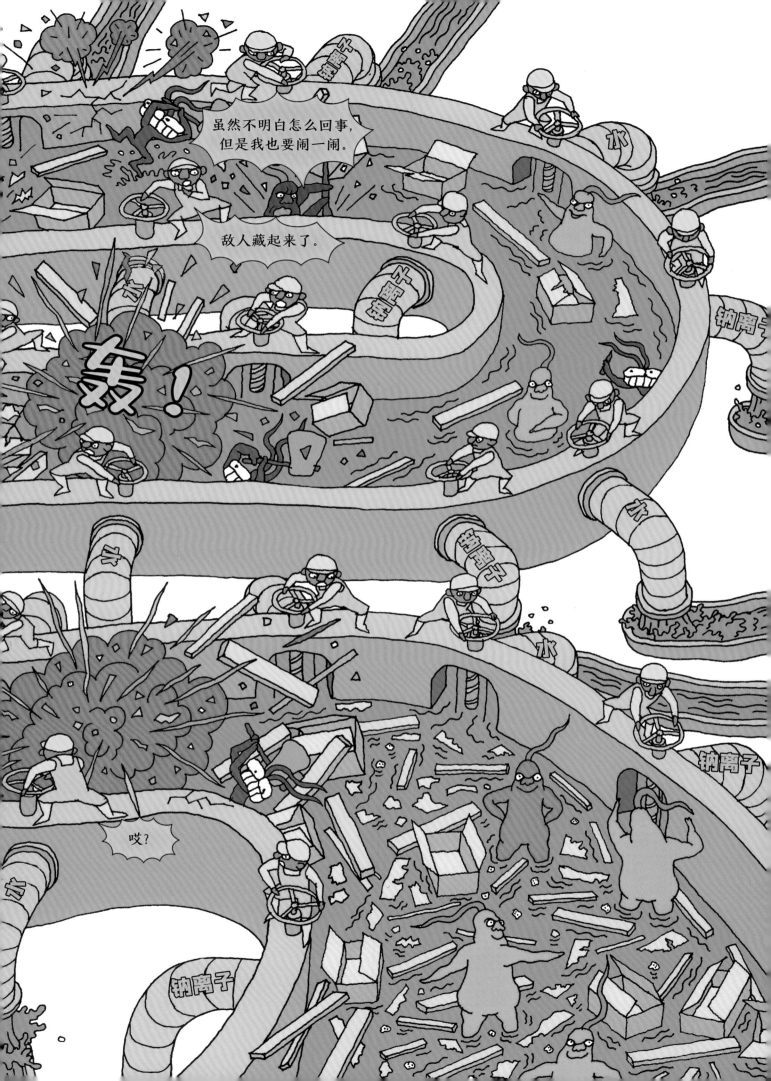

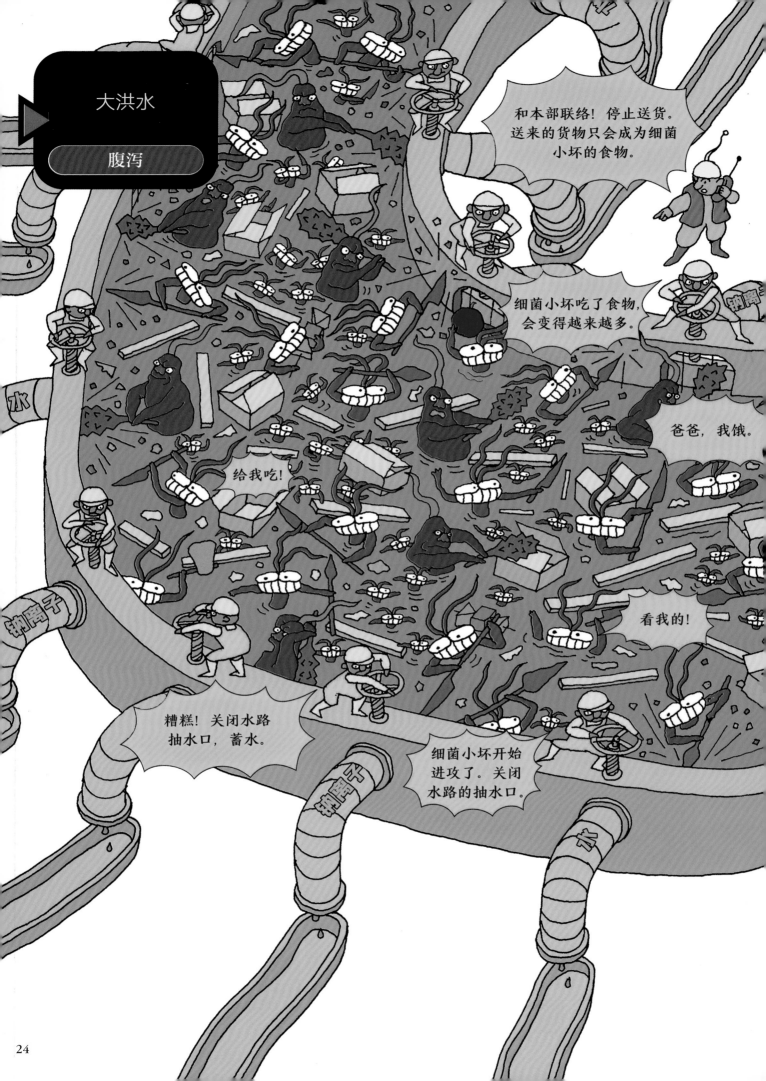

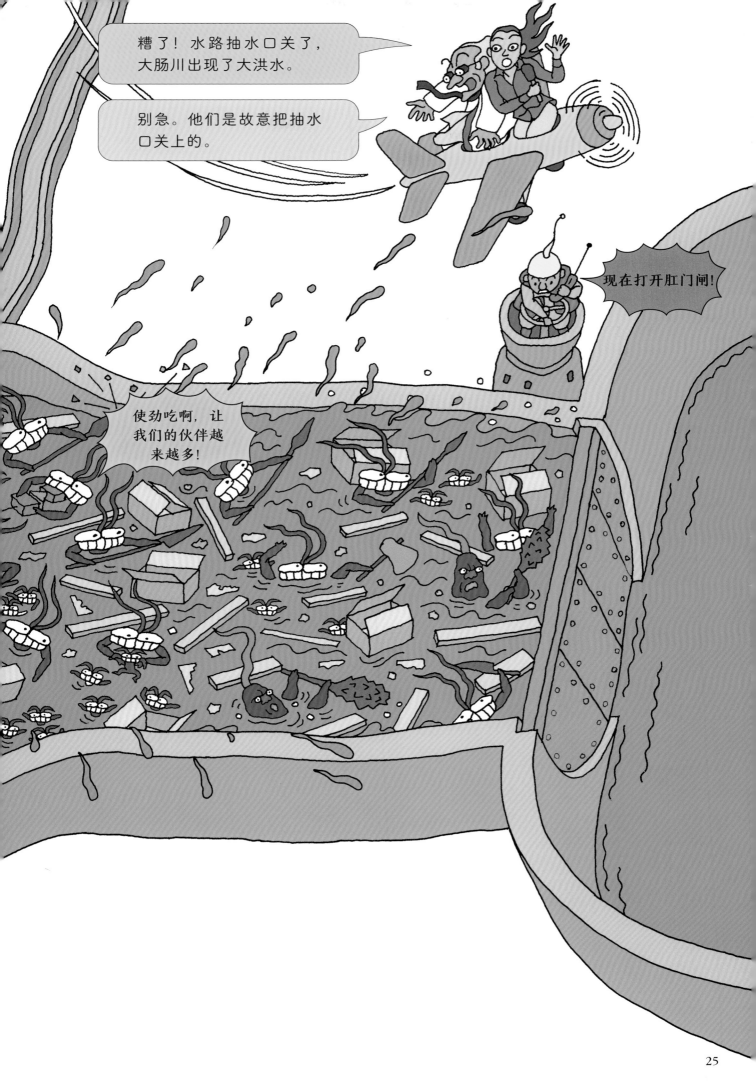

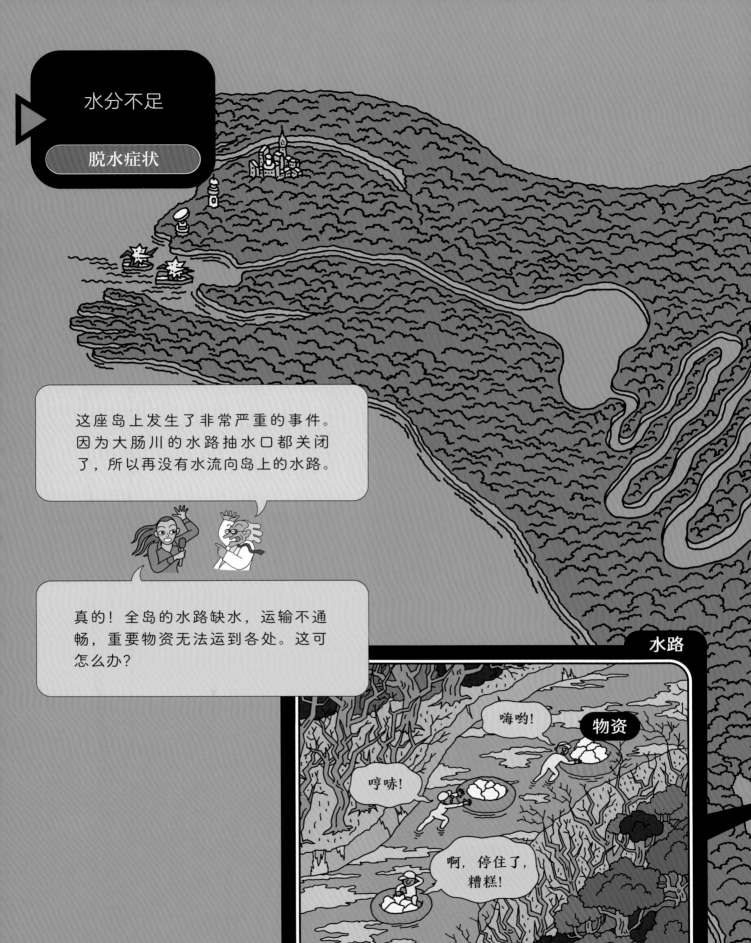

水分不足

脱水症状

这座岛上发生了非常严重的事件。因为大肠川的水路抽水口都关闭了，所以再没有水流向岛上的水路。

真的！全岛的水路缺水，运输不通畅，重要物资无法运到各处。这可怎么办？

水路

嗨哟！

物资

哼哧！

啊，停住了，糟糕！

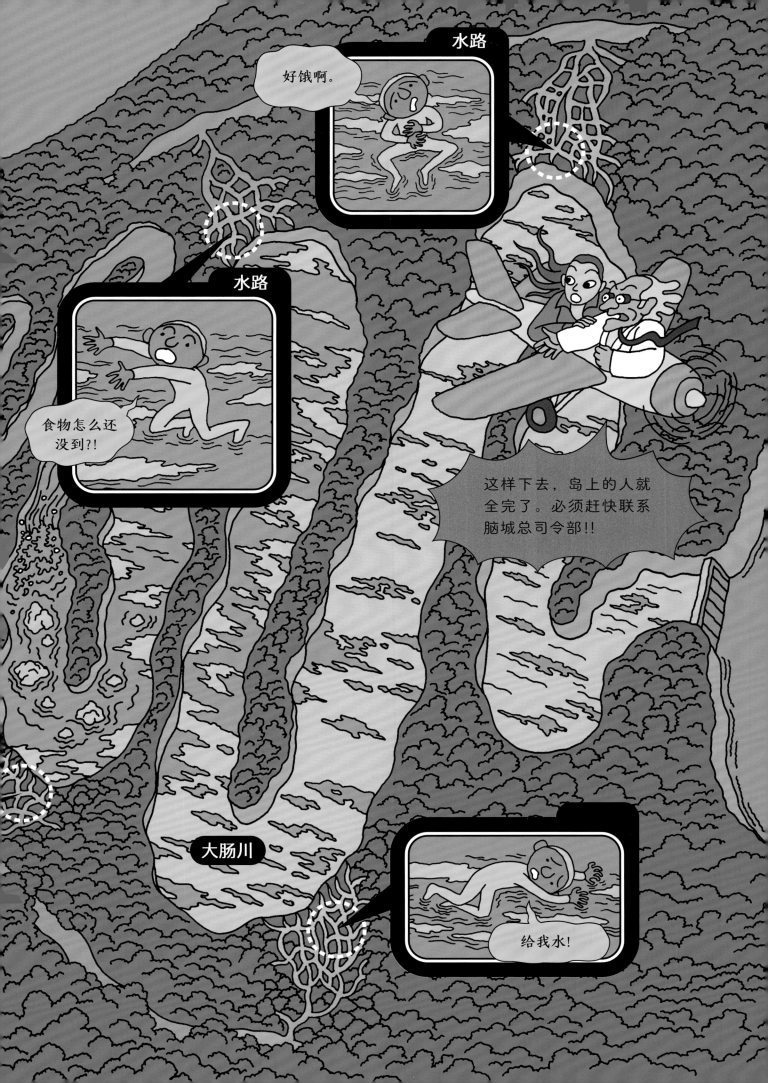

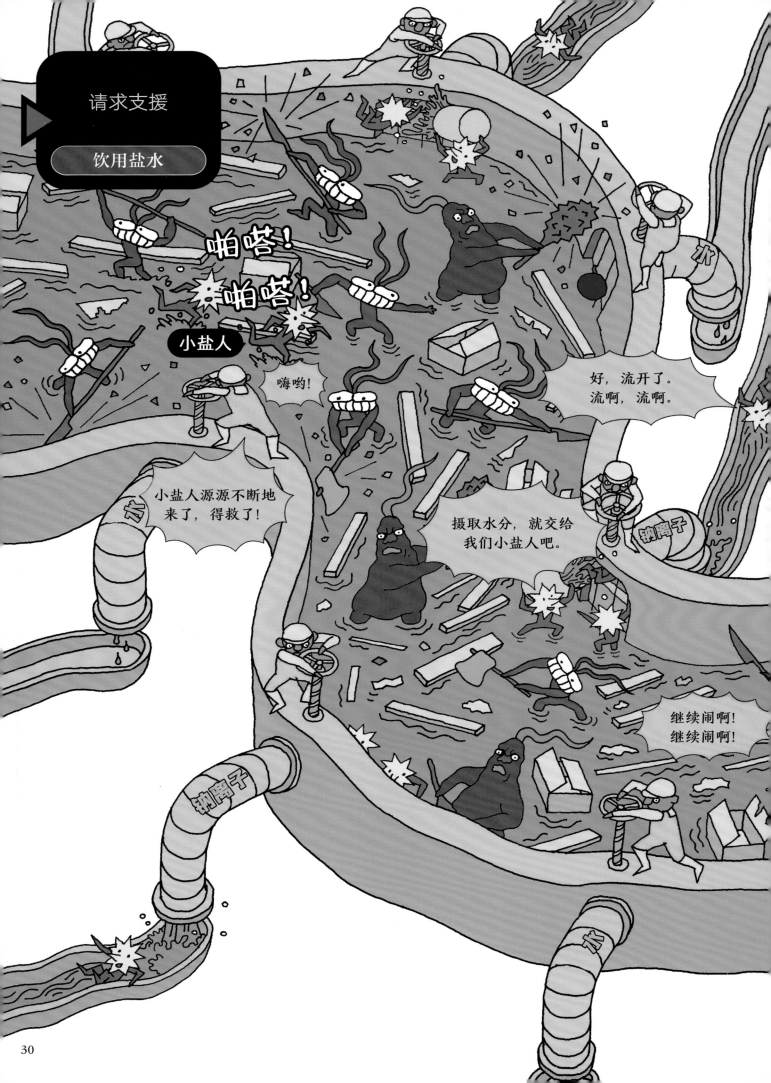

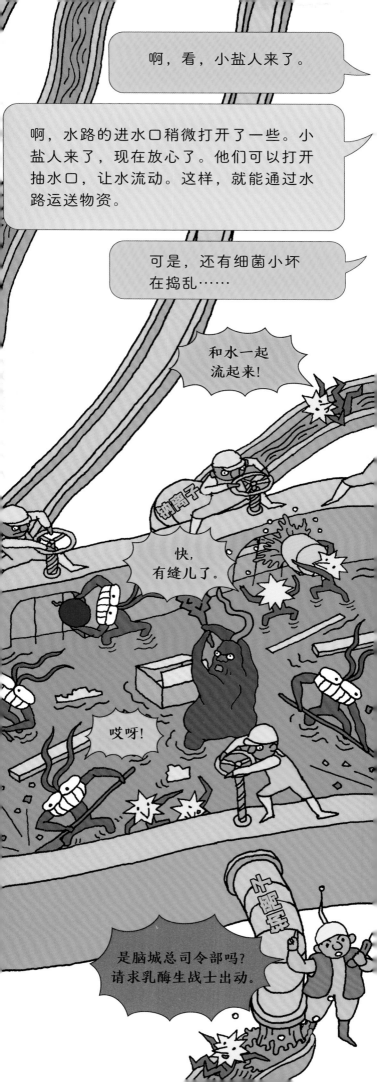

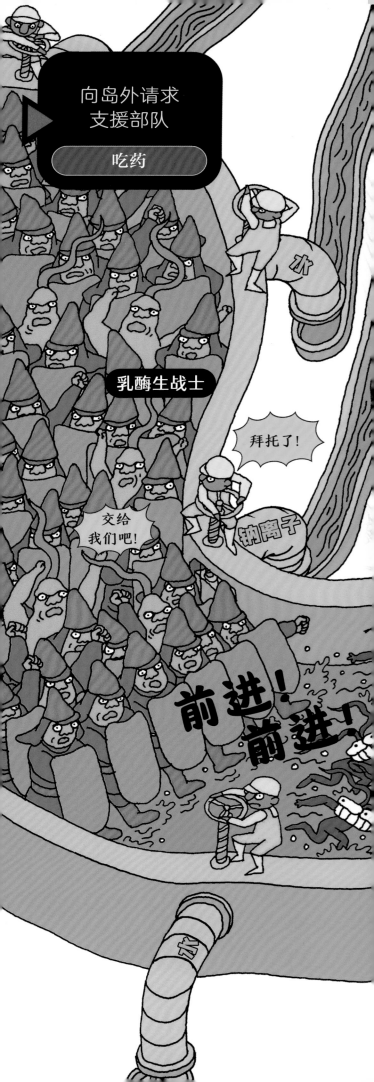

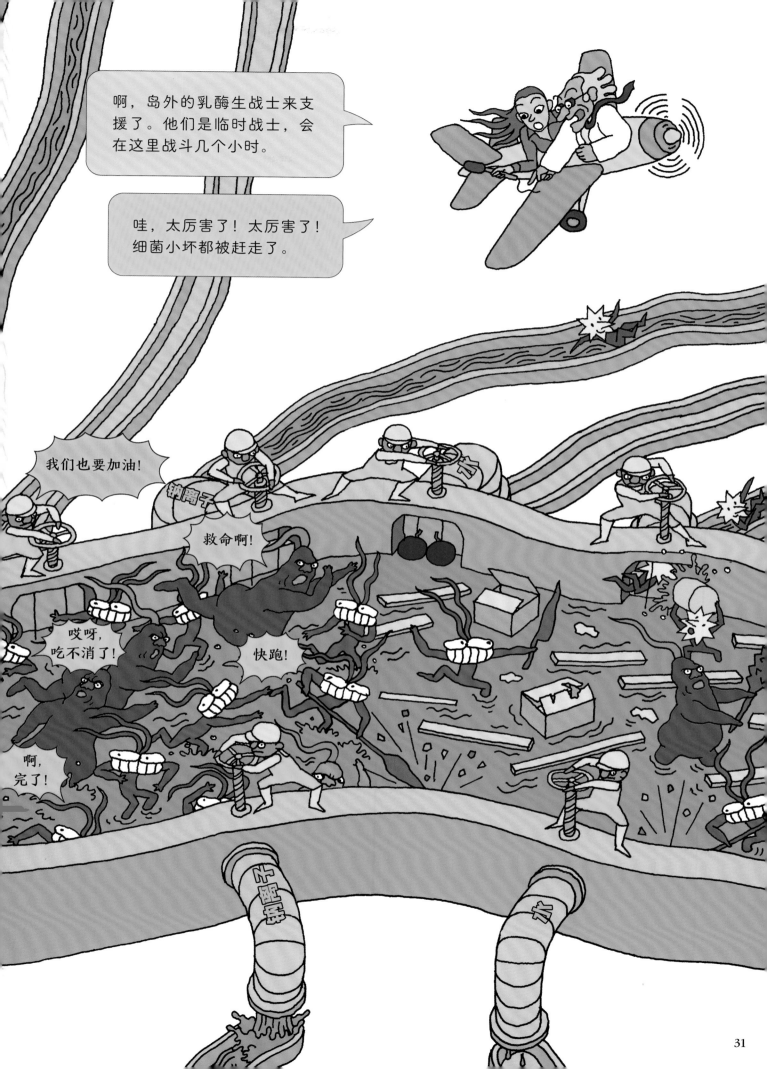

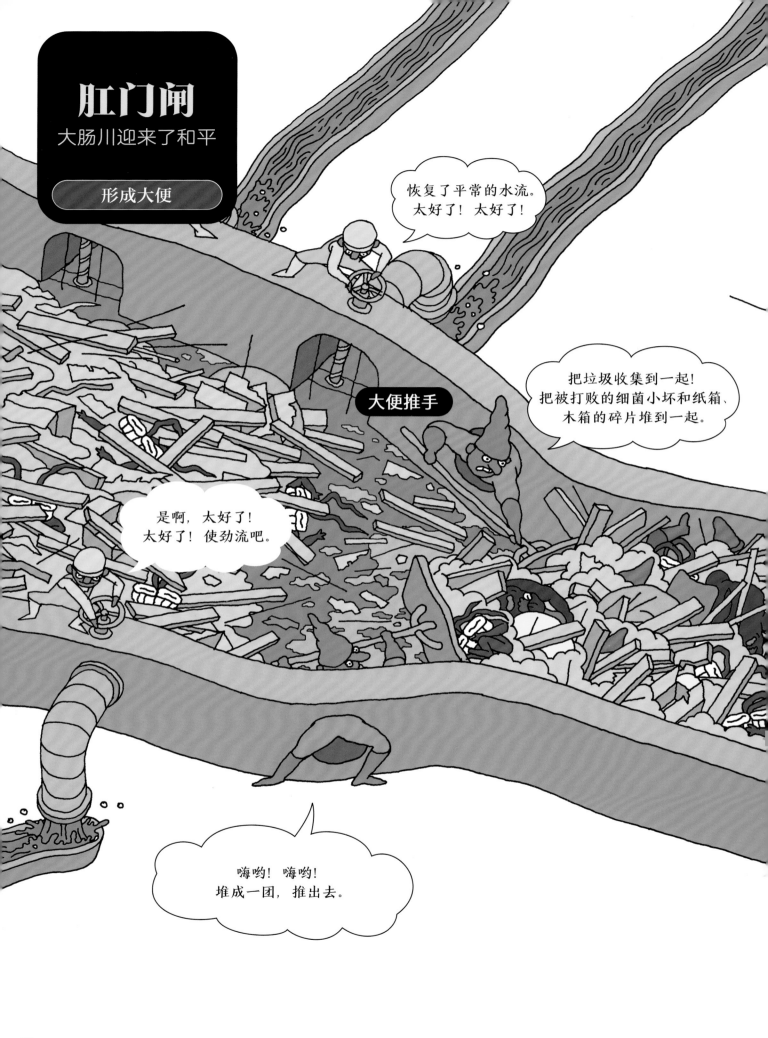

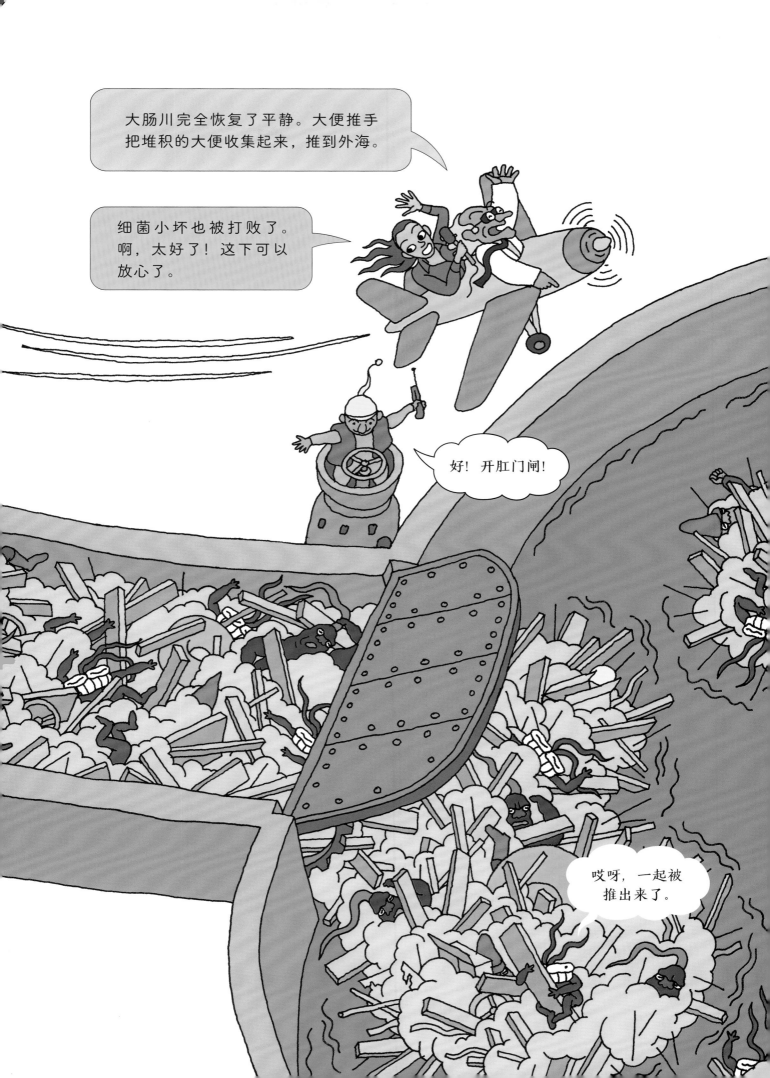

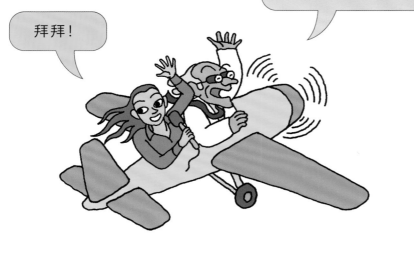

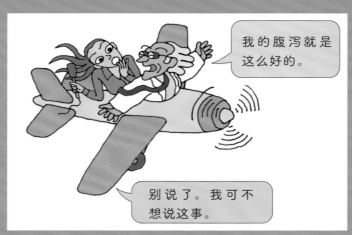

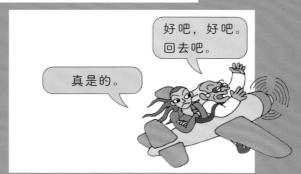

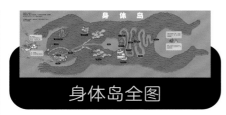

身体岛全图

胃的内部是体外

在这本书中，我们把人的身体比作一座岛——身体岛。贯通岛内的运河，代表从口腔经食道、胃、十二指肠、小肠、大肠到肛门的消化系统。

从口腔（嘴巴港）进入的食物（食物货船），在胃（胃湖）和十二指肠（十二指肠川）中被分解，然后在小肠（小肠川）中被消化、吸收。在大肠（大肠川）中，水分被吸收，食物残渣堆积后形成大便从肛门（肛门闸）排出去。

在书中，能看到岛上的运河和外海是相连的。如书中所讲，人们的胃等消化器官的内部腔道，对于身体来说，其实是外部。也就是说，是体外。构成消化器官的细胞，组成了上皮组织。它们形成消化道内壁，既可以使体液从体内流出，又可以防止体外的病原菌（细菌小坏）入侵。

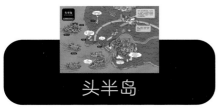

头半岛

眼睛和鼻子检查食物是否安全

人们在把食物送入口中之前，首先用眼睛（目灯塔）和鼻子（鼻雷达）来检查食物（食物货船），确认食物是否适合食用。腐烂的食物和有异味的食物（海盗船）不许进入口中（嘴巴港内部）。

但是，除了腐烂程度很严重的食物（海盗船）之外，一般食物中都带有少量细菌（细菌小坏）。这些细菌是否会给身体造成不好的影响，取决于细菌的种类和人们当时的身体状况。

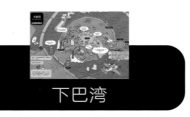

下巴湾

人在倒立时，也能咽下食物

食物进入口腔，用嘴唇（嘴唇门）包住，用牙齿（牙齿吊车）使劲咬碎，这样食物就变得容易被消化。

在口腔内，唾液（唾液潜水员）能分解食物的一部分。唾液还起到让食物顺利通过食道（食道川）的作用。

舌（舌海关）起到感应器的作用。舌头上的味蕾（舌海关的工作人员）负责感知食物的味道。味蕾对酸、甜、咸、苦等刺激做出反应，把信号传递给脑（脑城总司令部），促使胃做好消化的准备。如果食物好吃，就发出继续吃的信号。如果食物难吃，会发出吐出去、不再吃的信号。

人即使在倒立时咽下食物，食物也能顺利通过食道，到达胃部。这是为什么呢？原来食物不是靠重力落入胃中的，而是通过食道的肌肉运动，被送入胃部。在本书中，将此表现为"咕咚水坝"。这种为了消化食物而进行的运动，被称为"蠕动运动"。

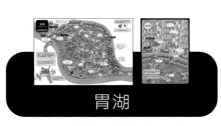

胃湖

99% 的细菌在此死亡

在下巴湾的页面，味蕾（舌海关的工作人员）向脑（脑城总司令部）传达的指令送至胃中的胃泌素细胞（胃泌素监控所），让胃做好接受食物的准备。接着，食物通过食道到达胃（胃湖）的入口附近。食物被胃酸（胃分泌的盐酸）包围，胃酸能够杀死细菌（细菌小坏）。

胃黏膜是由蛋白质构成的。因此，胃壁本身也会被消化。为了保护胃黏膜不受胃液中胃酸的伤害，表面细胞会分泌碱性黏液（碱姑娘），对胃酸进行中和。

除此之外，胃黏膜会分泌胃蛋白酶（胃蛋白酶先生）。胃蛋白酶是一种消化酶。首先，细胞中分泌胃蛋白酶原（胃蛋白酶原先生）。胃蛋白酶原不能分解蛋白质。胃蛋白酶原接触到其他细胞分泌的胃酸（盐酸淋浴）后，变成胃蛋白酶。胃蛋白酶具有强大的蛋白质分解能力，是承担胃消化功能的主要角色之一。

在胃酸（盐酸）和胃蛋白酶（胃蛋白酶先生）的作用下，细菌（细菌小坏）在胃（胃湖）中几乎全军覆没。

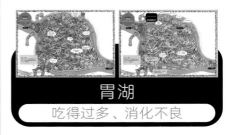

胃湖

吃得过多、消化不良

消化不良时，应该用什么药？

消化不良时，可以服用消化酶等合成的胃药（太田胃散人）。消化酶能促进消化。这类胃药，能够促进胃酸（盐酸）分泌，从而使胃蛋白酶（胃蛋白酶先生）更加有效地工作。而且，胃药能够促进胃的蠕动，帮助食物从胃进入十二指肠。

在胃部，几乎所有的细菌（细菌小坏）都会死亡。胃部状态不好的时候，细菌会留在食物内部。即使酸性增强，细菌也能存活下来。这样，细菌就会从十二指肠进入小肠。这些细菌如果在小肠捣乱，会引发小肠炎。细菌在大肠捣乱，会引发大肠炎。此外，有时候，即使细菌自身死亡了，细菌产生的毒素（炸弹）也还会留在体内，会给身体造成不好的影响。

注：太田胃散和后文的卷心菜提取物制成的胃药是保健药，药效未经循证医学检验。请读者按照医生的建议用药。

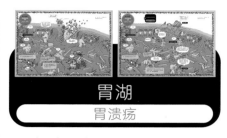

胃湖
胃溃疡

胃疼时，我们可以吃什么药？

暴饮暴食会导致胃酸（盐酸）分泌过度，保护胃黏膜的碱性黏液（碱姑娘）减少。此外，精神压力过大也会导致胃酸分泌过剩。于是，胃黏膜本身也会被消化，从而受损。这种状态持续下去，胃壁上会出现穿孔，引起周边血管出血。

有一部分人的胃壁上生活着幽门螺旋杆菌（幽门螺旋杆菌姑娘）。为了在强酸性的胃中保护自己，幽门螺旋杆菌释放氨，使周围保持碱性环境。氨和幽门螺旋杆菌分泌的毒素，有时候会伤害到胃壁。

胃疼的原因是多种多样的，吃药时需要注意区分。胃壁糜烂和有炎症的时候，要吃抑制胃酸和胃蛋白酶分泌的药（法莫替丁姑娘），和修复胃黏膜的药（卷心菜人）。没有过量饮食但胃酸分泌过剩的时候，为了抑制胃部环境酸性过强，要吃调节胃 pH 值的药（小苏打姑娘）。

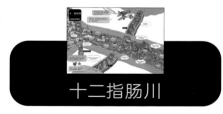

十二指肠川

大便为什么是黄色的？

胃的出口附近（幽门前庭部）会分泌大量的碱性黏液。强酸性的胃液（包括盐酸和胃蛋白酶）变成没有分解能力的弱酸性，进入十二指肠（十二指肠川）。在本书中，胃蛋白酶先生和碱姑娘结伴，一起老老实实地流走。

胰腺（胰腺中心）分泌胰液（胰液人），胆囊（胆囊学校）可以浓缩、储存胆汁（胆汁人），胰液和胆汁流向十二指肠（十二指肠川）。实际上，胰液和胆汁是一起流入十二指肠的。在这本书中，为了更好地说明这些功能，表现为胰液和胆汁从不同方向流过来。

食物进入胃之后，神经细胞（神经监控所）通知脑（脑城总司令部），脑发出分泌胰液和胆汁的指令。

胰腺一天分泌 1—2 升的胰液。胰液中含有淀粉酶（紫色的胰液人）和胰蛋白酶（绿色的胰液人）。淀粉酶能将淀粉分解为双糖，而胃蛋白酶（胃蛋白酶先生）在胃中分解的蛋白质，被胰液中含有的胰蛋白酶等，进一步分解为氨基酸。书中用紫色的胰液人剪断淀粉丸子、绿色的胰液人剪断蛋白质串儿形容。

胆汁（胆汁人）来自肝脏（肝脏中心），储存于胆囊（胆囊学校）中。胆汁主要对脂肪进行乳化，帮助分解脂肪。胆汁的色素来自红细胞破裂后生成的胆红素，呈黄色。这就是大便的颜色。

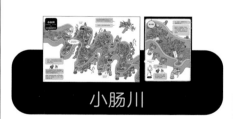

小肠川

小肠的表面面积
有一个网球场那么大！

小肠，在腹部呈盘曲状。小肠的长度约 6 米。小肠表面有很多皱襞。皱襞上生有一层绒毛，就像一片草坪。每一根绒毛上，平均有 6000 个营养吸收细胞，每个细胞上又生有约 600 根微绒毛。把这些微绒毛展开的话，

绒毛　　微绒毛

小肠表面的皱襞　　　　　　　　　毛细血管

总面积能达到 200 平方米，有一个网球场那么大。

从十二指肠送来的含有养分的液体，缓慢地通过小肠，流入微绒毛的空隙中。于是，微绒毛表面的末端消化酶（魔法手）摄取养分，并迅速进行分解。在分解的同时，通过微绒毛表面的转运载体（管道），吸收到体内（岛内）。这种末端消化酶和转运载体有好几种，分别对特定的氨基酸、糖进行分解和吸收。被分解的脂肪也被微绒毛表面所吸收。这些被吸收的养分，进入贯通绒毛的毛细血管的血液中，被送往肝脏。

而进入小肠的细菌（细菌小坏），也想吸收养分。但是，没有被微绒毛分解的养分体积太大，细菌无法吸收。有的细菌分泌毒素，破坏肠壁，试图进入体内。小肠内也有有害病毒。人体有防止细菌和病毒进入体内的免疫系统。根据需要，免疫系统会生成抗体，激活白细胞（白卫队）。

近年的研究发现，小肠除了能吸收养分，还有吸收水分和钠的功能。

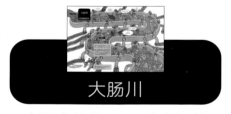

大肠川

大肠中住着 100 兆个细菌

大肠（大肠川）的入口处有回盲瓣（回盲瓣瀑布），因此大肠内的物质难以逆流回到小肠。所以，消化后的食物可以从口腔中吐出，但排泄物不会从口腔中排出。

大肠的长度约 1.5 米，正常直径约 3—5 厘米。大肠主要通过蠕动来运送物质。在大肠中，几乎不进行消化活动，而是吸收水分和钠离子，没有作为养分被吸收的食物残渣和体内的废弃物在大肠内形成大便，排到体外。

大肠内寄生着 100 种以上的肠内细菌（细菌工人）。细菌总数超过 100 兆个，比人体的细胞数量还要多。大

多数肠内细菌靠分解、吸收没有被小肠吸收的养分和纤维素等物质来维持生存。肠内细菌分为三类：有益菌、有害菌、中性菌。有益菌（橙色的细菌工人），如合成维生素的乳酸菌。有害菌（紫色的细菌工人）如产气荚膜杆菌，平时只是寄生在大肠上，不产生大的危害。还有看到有害菌和有益菌谁占上风就跟着谁的中性菌（红色的细菌工人）。

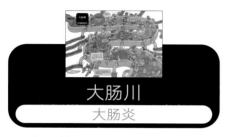

大肠川
大肠炎

病原菌和有害菌激烈战斗

对身体有害的病原菌（细菌小坏）大量繁殖，养分过量流失，大肠内菌群失去平衡的时候，平日几乎不繁殖的肠内有害菌也会大量繁殖，妨碍大肠吸收水分。病原菌分泌毒素（炸弹），严重影响大肠的功能。

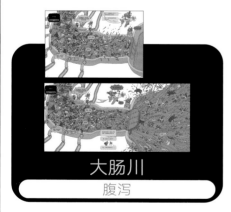

大肠川
腹泻

腹泻赶走病原菌！

病原菌（细菌小坏）吸收小肠没有吸收、被运往大肠的养分，获得营养后大量繁殖。于是，肚子会疼。为了不给病原菌提供更多的养分，最好先停止进食。

病原菌（细菌小坏）分泌的毒素（炸弹）会影响大肠吸收水分，最终引发身体的防卫反应，身体几乎不再吸收水分。

于是，大肠内积聚了含有大量水分的食物残渣（空箱子）和病原菌（细菌小坏），对大肠造成刺激。不等脑（脑城总司令部）发出指令，在肛门（肛门闸）不随意肌的作用下，排出含有大量水分的大便。这就是腹泻（肛门由随意识运动的随意肌和不随意识运动的不随意肌来控制）。

我们可以把腹泻看作是身体的一种防御反应。通过腹泻，把大肠内的病原菌和毒素排到体外。

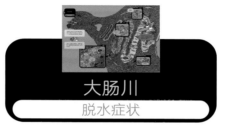

大肠川
脱水症状

什么是脱水症状？

腹泻时，大肠的水分吸收功能低下，体内水分减少，血液浓度增高，会引起脱水症状。

体内摄入的养分（物资）和氧气是通过血液（水路）来运送的。出现脱水症状后，血液浓度变高，运送功能降低。体内水分含量本来就低的幼儿更容易出现脱水症状，甚至会导致死亡，因此必须特别注意。

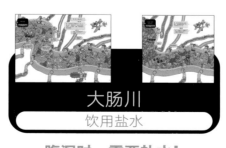

大肠川
饮用盐水

腹泻时，需要补水！

腹泻时，为了防止出现脱水症状，应该饮用含有适量盐分（小盐人）的生理盐水（0.9%的氯化钠溶液）。因为，腹泻时钠离子和本来应该被人体吸收的水分会一起被排出。腹泻时，大肠的水分吸收功能降低，含有盐分（钠离子）的水能够同时补充钠和水。

同时，应该摄入乳酸菌这种可以在肠内活动，又没有致病性的菌（乳酶生战士）。这些菌在打败敌人之后，几个小时后就会死亡，所以不会对身体产生不良影响。能够抑制病原菌（细菌小坏）和有害菌（紫色的细菌工人）繁殖，调节肠内菌群平衡。从而能够恢复身体的水分吸收功能，缓和腹泻的症状。

腹泻后，要吃易于消化的食物。食物经充分咀嚼之后，到达胃部，在胃部易于进行杀菌（胃酸可杀菌）和消化（通过胃蛋白酶），从而防止患肠内疾病。

请记住，食物一定要充分咀嚼。

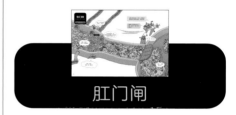

肛门闸

大便是健康的晴雨表

通过腹泻排出病原菌（细菌小坏）和毒素。几天后，消化吸收功能恢复，大便恢复正常。正常状况下，大便（垃圾等）在直肠堆积，产生的刺激传达至脑，产生便意，大脑发出指令，传达至不随意肌和随意肌（大便推手、肛门闸），产生便意，在进食24—72小时后，排出大便。

观察大便，能够知道内脏的变化情况。比如，大便中如果出现油分，说明胆汁分泌有问题。应该怀疑胆结石、胆囊炎和肝脏功能的问题。如果大便颜色发黑，要怀疑消化道、胃、小肠等上消化道有出血。如果大便颜色发红，要怀疑大肠有出血。如果大便周围有鲜血，要怀疑直肠出血和痔疮。

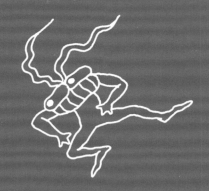

桂图登字：20-2019-033

YOOSURUNI IGAKU EHON KARADA AIRANDO ONAKA HEN, 2006
©Yuichi Kimura/Hidefumi Kawada/Satoshi Nakachi
All rights reserved
Original Japanese edition published by KODANSHA LTD.
Publication rights for Simplified Chinese character edition arranged
with KODANSHA LTD. through KODANSHA BEIJING CULTURE LTD.,
Beijing, China

图书在版编目（CIP）数据

身体岛大冒险.肚子水上运输队 /（日）木村裕一,（日）川田秀文著；（日）中地智绘；田秀娟译. — 南宁：接力出版社,2020.8（2023.11重印）

（好奇心科普图画书）

ISBN 978-7-5448-6741-2

Ⅰ.①身⋯ Ⅱ.①木⋯ ②川⋯ ③中⋯ ④田⋯ Ⅲ.①人体—儿童读物 Ⅳ.①R32-49

中国版本图书馆CIP数据核字（2020）第122106号

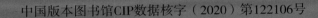

责任编辑：曾诗朗　　美术编辑：张 喆
责任校对：杨少坤　高 雅　责任监印：刘宝琪　版权联络：闫安琪
社长：黄 俭　总编辑：白 冰
出版发行：接力出版社　　社址：广西南宁市园湖南路9号　　邮编：530022
电话：010-65546561（发行部）　　传真：010-65545210（发行部）
网址：http://www.jielibj.com　　电子邮箱：jieli@jielibook.com
经销：新华书店　印制：北京尚唐印刷包装有限公司
开本：889毫米×1194毫米　1/8　印张：7$\frac{4}{8}$　字数：50千字
版次：2020年8月第1版　印次：2023年11月第3次印刷
印数：9 001—14 000册　定价：48.00元

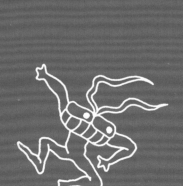

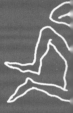
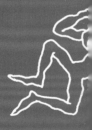